AF312999

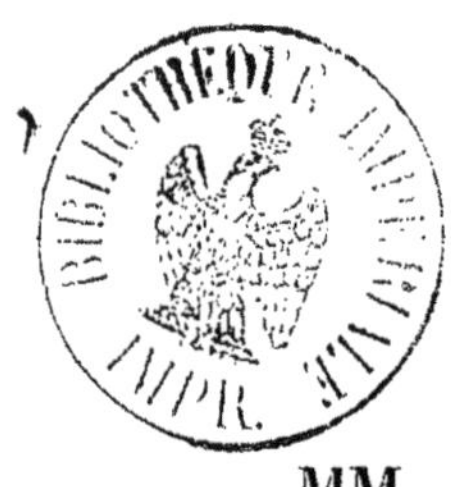

PROCÈS INTENTÉ

A

MM. RICHELOT, Gérant, et GALLARD, Rédacteur

DE L'UNION MÉDICALE

PAR MM. LES DOCTEURS EN MÉDECINE

**PÉTROZ, GASTIER, LÉON SIMON PÈRE, CHARCÉ,
MOLIN, LOVE, LEBOUCHER, ESCALLIER, CRETIN, GUEYRARD
AUDOUIT ET DESTERNES.**

LETTRE ADRESSÉE A M⁰ ÉMILE OLIVIER, AVOCAT

PAR

LE DOCTEUR A. CRETIN

1858

Paris, le 30 novembre 1858.

Mon cher monsieur,

Voici les notes que je vous ai promises et les pièces à
l'appui.

Le scandale, ce sont nos adversaires qui l'ont voulu !
La publicité, ce sont eux encore qui l'ont recherchée ! Ils
ont espéré du procès un grand retentissement, de leurs
critiques répétées par la presse un grand effet, de l'ac-
quittement de M. Gallard une condamnation définitive
de l'homœopathie. Nous n'avons, nous, rien recherché,
mais nous n'avons aussi rien redouté de tout cela. En
présence du refus obstiné d'insérer la lettre de MM. Pétroz et Léon Simon père, nous n'avions plus qu'à nous
adresser à la justice pour obtenir une protection efficace
sous le triple rapport de notre liberté, de notre dignité,
du caractère légal dont nous sommes revêtus. S'il est per-
mis au premier venu de nous traiter plus indignement
que le débitant de drogues de la place publique, auto=

risé par le maire ou par le préfet, il ne nous reste plus qu'à déchirer notre diplôme de docteur, puisque, malgré son texte, il ne nous assure plus la protection des lois.

Le défenseur de nos adversaires a discuté les doses infinitésimales à divers points de vue ; il a nié leur efficacité en se fondant sur ce qu'Orfila n'avait pu découvrir aucune trace de médicaments, au moyen des réactifs, dans les doses infinitésimales. Les expériences d'Orfila, supposées exactes, ne prouveraient rien contre l'efficacité des doses inflnitésimales. Aucun réactif chimique n'a pu déceler, dans l'air des marais Pontins ou de la Sologne, le miasme qui donne la fièvre. On lit dans le *Dictionnaire de médecine* de MM. Littré et Robin :

« Miasme. On appelle ainsi les émanations qui, bien qu'inappréciables pour la plupart par les procédés de la physique ou de la chimie, se répandent dans l'air, adhèrent à certains corps avec plus ou moins de ténacité et exercent sur l'économie animale une influence plus ou moins pernicieuse... L'existence de ces miasmes est souvent appréciable à nos organes des sens, si elle ne l'est *pas aux instruments et aux réactifs*. En effet, au milieu des chaleurs de l'été, n'est-on pas frappé de cette odeur nauséeuse qui s'élève dans les villes et les marais desséchés quand, après une longue sécheresse, une pluie orageuse peu abondante survient, » etc.

Ainsi notre organisme, même à l'état normal, à l'état de santé, est impressionné par des agents qu'aucun instrument de physique, qu'aucun réactif chimique ne peuvent mettre en évidence.

A bien plus forte raison est-il possible que ces mêmes

agents ou des agents similaires impressionnent l'organisme souffrant? Et n'est-ce pas ce que nous voyons tous
les jours ? Les rhumatisants, les goutteux, les malheureux affectés de névralgies, ne sont-ils pas avertis, quel-
quefois longtemps à l'avance, par des souffrances cruelles,
des moindres variations atmosphériques, augmentation
ou diminution de la vapeur d'eau dans l'air, changement
de vent, augmentation ou diminution de l'électricité at-
mosphérique, etc., alors que, d'une part, ces change-
ments ne sont encore annoncés par aucun instrument de
physique, et que, d'autre part, les personnes qui entou-
rent les pauvres patients n'éprouvent elles-mêmes aucune sensation particulière, ni à l'approche de ces chan-
gements, ni lorsqu'ils ont eu lieu?

Les réactifs chimiques sont impuissants à découvrir
tous les éléments qui constituent les eaux minérales.
C'est l'*Union médicale* elle-même qui le proclame
(25 novembre 1854). Ils sont bien plus impuissants
encore à rendre compte de l'action de ces mêmes eaux
minérales sur l'économie. Y a-t-il cependant un médecin
qui la conteste? Et Orfila n'était-il pas le premier à la
reconnaître?

Dans le *Dictionnaire de médecine* en trente volumes
(2e édition, tome XXVI, page 433), à l'article *Pus*,
P. Bérard s'exprime ainsi : « Il existe des variétés
du pus que ni le microscope ni l'analyse chimique ne
peuvent distinguer du pus ordinaire, mais qui recèlen
dans leur partie liquide un principe virulent, d'où naît
la contagion d'un certain nombre de maladies, la syphilis, la morve, la variole, la vaccine. » Pour être conséquent avec lui-même, Orfila aurait-il nié la contagion

plutôt que de proclamer l'impuissance de la chimie ? Ainsi le miasme qui foudroie et que l'air transporte, le virus qui empoisonne et que charrie le pus, échappent également aux instruments de la physique et aux réactifs de la chimie. — Pourquoi n'en serait-il pas de même du médicament dans les doses infinitésimales, sans qu'il eût rien perdu de sa puissance à l'impuissance de nos recherches ?

L'action des doses infinitésimales sur l'homme malade n'est point une découverte de Hahnemann. Dès 1673, Robert Boyle parle déjà du développement des forces et des vertus des médicaments, du marbre même, par la trituration et par le frottement. Avant lui, l'idée d'attténuer les médicaments avait déjà été émise par Jérôme Cardan, et, avant celui-ci, par Pline. Boerhaave est formel sur ce point : « *Medicamina dividi possunt in partes adeò minutas, ut imaginationis vim penè eludant, quæ tamen retinebunt vires.* » (*Tract. de Viribus medicamentorum.*) « Les médicaments peuvent être divisés en parties tellement minimes, qu'elles dépassent presque la portée de l'imagination et qu'elles n'en conserveront pas moins de forces. »

Hufeland s'exprime ainsi : « Quel est celui qui a pu déterminer pondérativement l'arome ou bien la quantité d'un virus nécessaire pour produire un effet quelconque ? Étendre une substance, est-ce donc constamment l'affaiblir ? »

Il est inutile de rappeler les parfums et les odeurs qui pénètrent l'air et impressionnent notre odorat sans qu'aucune analyse chimique ait jamais pu en constater le principe dans l'air qui en est imprégné.

Sans être aussi explicite que Hufeland, Boerhaave, Boyle, Cardan, un adversaire bien connu de l'homœopathie, M. Pidoux, ne peut s'empêcher de reconnaître l'importance des atténuations médicamenteuses, même en ce qui concerne leur action sur l'homme sain. Page 85 de son Introduction au *Traité de thérapeutique*, en collaboration avec M. Trousseau, 6° édition, M. Pidoux s'exprime ainsi :

« Proposons, en passant, quelques faits pour montrer que c'est par le procédé seul des petites doses comparées aux grandes qu'on peut déceler les propriétés spéciales, hyposthénisantes ou autres, de certains médicaments, et les isoler des propriétés communes dont la prédominance les a toujours dénaturées . . . . . .

« . . . . . Qui ne sait que le bichlorure de mercure manifeste d'autant mieux ses effets spécifiques, sa vertu antivénérienne, que quand, donné à petites doses, suspendues de temps en temps, il ne détermine aucun effet physiologique, c'est-à-dire aucun effet commun ; et que, d'autre part, du moment où ceux-ci apparaissent, ce médicament ne nuit pas seulement aux voies digestives, mais qu'il n'exerce plus aussi bien son action antisyphilitique?

« Il y a bien peu de médecins qui sachent voir dans l'ipécacuanha autre chose qu'un vomitif. A la vérité, si on le donne à hautes doses, tous ses effets spéciaux se perdent dans son action émétique. C'est pourtant un tonique du poumon et de l'intestin, mais qu'on n'éprouve qu'en l'administrant à faibles doses.

« Oui, certes, le médicament agit par impression, et le tort des Italiens est de n'avoir pas vu qu'il en est ainsi d'un bout à l'autre de son action, et qu'en tant que médicament il n'agit et ne peut agir qu'ainsi. »

Ainsi le médicament agit par *impression* et non *chimiquement ;* MM. Trousseau et Pidoux le reconnaissent, le proclament, avec Pline, Jérôme Cardan, Robert Boyle, Boerhaave, Hufeland, avec Hahnemann et tous ses disciples. C'est un fait, et c'est tout le secret de l'action des doses infinitésimales. Nos adversaires le nient, voilà tout, bien différents en ceci des chimistes qui constatent en chimie une foule de faits du même genre et les acceptent quoique ne pouvant les expliquer.

On lit dans le *Cours élémentaire de chimie* de M. Regnault, l'illustre membre de l'Institut :

« La dissolution de bioxyde d'hydrogène présente, au contact de certains corps, des phénomènes très-remarquables. Avec l'or, le platine, l'argent, TRÈS-DIVISÉS, ou certains oxydes métalliques, comme le peroxyde de manganèse, le peroxyde de plomb, etc., elle se décompose avec effervescence en dégageant de l'oxygène, tandis que les substances qui ont effectué la décomposition ne subissent aucune altération. Ces substances ont agi par leur *présence*, mais ne sont pas entrées chimiquement dans la réaction. On a appelé cette ACTION MYSTÉRIEUSE *action de présence* ou *action catalytique ;* nous la retrouverons dans un grand nombre de phénomènes. Il est bon de remarquer que les substances agissent, dans ce cas, d'autant plus efficacement qu'elles sont PLUS DIVISÉES ; car le dégagement d'oxygène n'a lieu qu'à leur surface. » (T. Ier, p. 129.)

Et ailleurs :

« L'inflammation du mélange explosif des gaz hydrogène et oxygène, ou de l'hydrogène seul au contact de l'air, n'est pas seulement produite par l'approche d'une allumette enflammée ou par le passage d'une étincelle électrique. Cette inflammation a encore lieu à froid, en présence de certains corps, principalement de la mousse de platine (platine dans un état de division extrême). L'action de la mousse de platine, dans cette circonstance, n'est pas encore bien expliquée. »

Les physiciens vont bien plus loin encore que les chimistes. Ils reconnaissent que les grandes forces de la nature, les forces motrices, les forces destructrices, les forces fécondantes, les forces créatrices, résultent toutes de la division extrême de la matière, de sa division poussée jusqu'à l'infini, état dans lequel elle se présente sous l'apparence d'un fluide particulier, l'éther. M. Arago pensait que le calorique, l'électricité, la lumière, ne sont que des modifications de ce fluide. Dans ces conditions, les physiciens opèrent sur des quantités telles, que le calcul conduit toujours à des fractions dont le dénominateur est infiniment grand. Le signe adopté par eux en cette circonstance ∞, représente bien autre chose que la fraction homœopathique qui, dans l'imagination de nos adversaires et sous la parole de leur défenseur, a pour numérateur l'unité, et pour dénominateur l'unité suivie de seize mille zéros. Soixante, et non seize mille ! Soixante, jamais plus, et c'est déjà trop pour certaines capacités intellectuelles ! Ceci peut s'écrire, ceci se conçoit même ; mais l'infiniment petit des physiciens dépasse toutes les bornes et n'entre pas moins dans le calcul : ainsi la fraction de seconde que la lumière met à parcourir un mètre ; le poids de la quantité de musc dont un centimètre, un décimètre cube d'air est imprégné, etc.

Sous nos yeux même nous voyons ces grands effets de la divisibilité, de la désagrégation de la matière, se produire en développant des forces nouvelles. L'eau à l'état solide, la glace, n'est pas employée comme force motrice. Que l'on rompe la cohésion de ses molécules, qu'elle passe à l'état liquide par une simple élévation de température d'un ou deux degrés, elle devient une force motrice considérable. Que, sous l'influence du calorique, elle soit réduite à l'état de vapeur, et ses molécules de liquides, devenues gazeuses, sont aussitôt douées d'une force élastique suffisante pour transporter des convois énormes sur nos chemins de fer, des navires immenses sur les mers, briser et projeter au loin, par son explosion, les obstacles les plus résistants. Les prodigieux effets de la poudre à canon ne sont pas dus à une autre cause que le passage rapide d'un corps solide à l'état gazeux avec une tension et une force élastique dont son volume primitif n'avait pu donner aucune idée.

Tous ces faits, nous croyons les comprendre parce que nous les constatons. Mais, en réalité, nous ne les connaissons que par les lois de l'hydrostatique, de l'hydrodynamique, par les lois qui régissent la dilatation des gaz et la force élastique des vapeurs. Nous ne les connaissons que par les phénomènes, nous n'en pénétrons ni la cause ni la nature ; en un mot nous ne les expliquons pas.

Que nos adversaires nient les actions *catalytiques* des chimistes, la divisibilité infinitésimale de la matière des physiciens, comme ils nient l'action des médica-

ments par impression, et à doses infinitésimales ; que,
pour appuyer leurs négations, ils en appellent au ridicule, cela importe peu à la science, cela importe aussi
peu à MM. Regnault, Trousseau et Pidoux, qu'à Pline,
Jérôme Cardan, Robert Boyle, Boerhaave, Hufeland,
Hahnemann et tous ses disciples. C'est là une question
purement expérimentale, dans laquelle on n'apporte la
plaisanterie qu'à défaut d'autre argument.

Nous n'avons que faire d'ailleurs de les suivre sur ce
terrain où nous aurions trop beau jeu. Ce n'est plus le
ridicule seulement, comme du temps de Molière, de
Lesage, de Voltaire, que nous pourrions leur opposer,
c'est pis encore, comme vous pouvez vous en convaincre
par la lecture d'une leçon de M. Trousseau, que l'*Union
médicale* a publiée dans son numéro du 15 juillet 1856,
avec illustrations. Je vous envoie le numéro. Lisez, à
la page 342 et à la page 343, les passages que j'ai mar-
qués à l'encre. M. Trousseau se vante hautement d'a-
voir accepté un moyen préconisé par un ignoble charlatan, et qui n'est autre que l'instrument de la plus ré-
voltante débauche. Et à l'instant même M. Trousseau
constate les vertus antiphlogistiques du calorique, les
vertus excitantes du froid, l'importance de leurs applications thérapeutiques, dans des cas diamétralement
opposés à ceux où on les a vantés jusqu'à ce jour, et il
se garde bien de reconnaître que c'est à Hahnemann, à
la vérification qu'il a faite de la loi des semblables, à
la généralisation qu'il lui a imprimée, à l'homœopathie enfin, que l'on doit ces applications fécondes et le
redressement de ces erreurs grossières qui n'étaient
que trop accréditées.

Une pareille inconséquence n'a pas lieu de nous surprendre de la part de M. Trousseau. Tout son traité de thérapeutique n'est en effet que la démonstration de cette grande loi des semblables, par les faits, pour chaque médicament, et sa négation systématique dans la discussion.

Nos adversaires prétendent que tous les corps savants acceptent le progrès avec empressement, et ils en donnent pour preuve l'accueil fait aux grandes découvertes de notre temps, l'éther, le chloroforme, l'amylène, l'acide carbonique, les agents les plus énergiques de l'*anesthésie* ou suppression de la douleur, parce qu'ils sont les moyens les plus sûrs et les plus prompts que l'on connaisse de l'asphyxie.

En veut-on un autre exemple? Dans la séance du 24 novembre 1855 de la Société de chirurgie, M. Denonvillers, professeur à la Faculté de médecine, rend compte des bons effets qu'il a obtenus de la substitution de la glycérine au cérat dans le pansement des plaies diverses. La glycérine venait d'être préconisée par M. Cap, qui en avait fait une étude spéciale. La communication de M. Denonvillers est accueillie par les plus énergiques protestations de ses confrères; aucun d'eux ne connaît la glycérine, nul ne l'a expérimentée. Cela importe peu. M. Chassaignac prétend qu'elle s'altère promptement; M. Broca la regarde comme un corps absolument inerte et fait une éloquente sortie contre les panacées. M. Cloquet, qui, depuis, est arrivé à l'Institut, l'assimile à un vernis isolant. C'est un concert unanime de dénégations. (*Bulletin de la Société de chirurgie de Paris*, 1856, t. VI, p. 272 et suiv.)

Ah! s'il s'était agi d'un agent qui, comme l'éther, comme le chloroforme, comme l'amylène, tue rapidement entre les mains mêmes des plus habiles opérateurs, et porte chaque semaine le deuil dans une nouvelle famille, le progrès eût été accepté d'enthousiasme! Mais il s'agissait d'un agent qui, à ses propriétés inoffensives, joint l'efficacité aujourd'hui la moins contestée dans les affections les plus graves, la fièvre typhoïde, les affections pultacées, couenneuses, gangréneuses, la phthisie elle-même. On le repousse sans examen et de parti pris.

Sous le rapport de la morale et de l'équité, nos adversaires ne se montrent ni moins sévères ni moins susceptibles. Ils reprochent à M. Magnan d'avoir laissé inscrire sur la couverture de son livre le nom d'un libraire étranger aux publications médicales, et ils approuvent M. Manec de s'être adressé aux gens du monde dans le *Papillon*, journal charivarique d'Agen. Il n'y a point de journaux de médecine en province, disent-ils, force est donc de recourir aux journaux littéraires ou politiques. Or il y a trois journaux de médecine qui se publient à Montpellier, deux ou trois à Lyon, deux à Bordeaux, un à Toulouse, etc. Est-ce donc qu'ils se sont assez respectés pour refuser les communications de M. Manec?

Quant à la question expérimentale, elle est tranchée avec une égale autorité. La médecine, dit-on, repose sur l'observation depuis Hippocrate, et pas n'était besoin de la réforme de Hahnémann pour la faire entrer dans cette voie. A ce compte, on peut en dire autant des sciences physiques, chimiques, naturelles, et de la réforme de Bacon et de Descartes. Avant ces grands hommes, l'observation était restée à l'état d'empirisme, la science à l'état de système. Les faits, au lieu d'être sériés, classés, coordonnés selon leurs rapports naturels, étaient expliqués en vertu d'hypothèses que l'on considérait comme des dogmes, et que la scolastique faisait respecter au besoin par le bras séculier. A partir de Bacon et de Descartes, toutes les sciences qui secouent cette tyrannie dogmatique, ce joug dégradant du préjugé et de la routine, pour entrer dans la voie de l'observation, de l'expérimentation méthodiques, prennent un développement rapide. Seule la médecine persiste dans l'empirisme traditionnel, et s'agite vainement entre les systèmes contradictoires. C'est ainsi que, faute de méthode, malgré les hypothèses physiques, chimiques, mécaniques, au moyen desquelles elle prétend rendre compte de l'action des médicaments, elle retombe du dichotomisme de Broussais dans celui de Brown, elle retourne à l'humorisme de Boerhaave et de Galien, au naturisme d'Hippocrate, pour revenir au vitalisme de Bordeu, à l'animisme de Stahl, elle abandonne le matérialisme pour le spiritualisme, l'organisme pour le vitalisme, et, en fin de compte, sans avoir changé un iota à la thérapeutique, aboutit au scepticisme par la méthode expectante, la dernière des négations.

Hahnemann, au contraire, procède comme Bacon et Descartes, comme Buffon et Cuvier, comme Lavoisier et Berzélius; il rejette toute hypothèse sur la nature de la maladie, sur le mode d'action des médicaments; il observe les faits, l'action des médicaments sur l'homme sain, leur action sur l'homme malade; il saisit entre ces deux faits le rapport de similitude, entrevu par ses plus illustres devanciers, Hippocrate, Fernel, Paracelse, Stahl, Van Helmont, Linnée; il le démontre expérimentalement, comme Newton avait fait pour la chute des graves, et, de même qu'alors la loi de l'attraction universelle s'était trouvée par le fait formulée, de même, par la démonstration de Hahnemann, la loi de la thérapeutique apparaît, et, de ce jour seulement, cette science se trouve constituée.

La loi des semblables, l'action des doses infinitésimales, telles que les a démontrées Hahnemann, existent-elles réellement? Question purement expérimentale, sur laquelle les meilleurs esprits peuvent être partagés, MM. Pétroz, Tessier, Léon Simon père, Chargé, Gastier et leurs amis se prononcer pour l'affirmative avec Hahnemann, Hufeland, Boerhaave, Linnée, Van Helmont, Stahl, Paracelse, Robert Boyle, Cardan, Pline, Hippocrate lui-même, et MM. Trousseau, Pidoux, Andral, Jeannel, Manec, Gallard se prononcer pour la négative avec Guy-Patin et tous les défenseurs obstinés des opinions anciennes. De même qu'aujourd'hui M. Figuier affirme, contre M. Claude Bernard, la présence du sang dans la veine-porte avant son entrée dans le foie; de même que MM. Berard et Colin nient le rôle attribué par le même M. Claude Bernard au suc pancréatique dans la digestion; de même que les médecins les plus illustres ont nié la vaccine, l'inoculation, le quinquina, l'émétique, la circulation du sang.

Mais, dit-on, les corps savants, les académies, à la longue, finissent toujours par accepter les progrès sérieux, réels : la circulation du sang, le quinquina, l'émétique, l'inoculation, la vaccine, etc. Soit. Mais, en attendant cette reconnaissance, combien de malheureux sont privés des bénéfices des découvertes les plus importantes, par suite de cette résistance systématique, de cette longue opposition ?

Quoi qu'il en soit, l'homœopathie telle que l'a constituée Hahnemann, traditionnelle dans ses principes, expérimentale dans ses démonstrations, scientifique par sa méthode, qui n'est autre que la méthode baconienne et cartésienne, est en même temps la négation de l'empirisme, du préjugé, des hypothèses et des systèmes. On ne saurait opposer à cette affirmation l'explication donnée par Hahnemann du mode d'action des médicaments. Le paragraphe qui s'y rapporte, dans l'*Organon*, est indiqué à la table sous ce titre : *Essai d'une explication de cette loi thérapeutique de la nature.* Il est ainsi conçu :

« Comme cette loi thérapeutique de la nature se manifeste hautement dans tous les essais purs et dans toutes les expériences sur les résultats desquelles on peut compter, que, par conséquent, le fait est positif, PEU NOUS IMPORTE LA THÉORIE SCIENTIFIQUE de la manière dont il a lieu. J'ATTACHE PEU DE PRIX AUX EXPLICATIONS QU'ON POURRAIT essayer d'en donner. Cependant celle qui suit me semble être la plus vraisemblable, parce qu'elle repose uniquement sur des données fournies par l'expérience. » (Page 117.)

Il s'agit ici de l'effet des médicaments sur l'homme malade, de la propriété qu'ils ont de guérir à petites doses des symptômes semblables à ceux qu'ils produisent à hautes doses sur l'homme en santé. Hahnemann, dans les paragraphes suivants, cherche à expliquer la guérison par la substitution à la maladie naturelle d'une maladie artificielle qui disparaît bientôt d'elle-même. Il est étrange que cette hypothèse, à laquelle les disciples d'Hahnemann n'ajoutent pas plus d'importance qu'il n'en ajoutait lui-même, ait été présentée au tribunal comme la base de la doctrine homœopathique. Cela est d'autant plus étrange, que cette idée de Hahnemann, au sujet de laquelle ses disciples sont restés pour la plupart très-indifférents, a été saisie avec un plus grand empressement par M. Bretonneau. Elle est devenue le pivot de l'école substitutive, de l'école de Tours, dont M. Trousseau est l'unique et brillant organe.

Quant à l'explication que Hahnemann donne du mode d'action des doses infinitésimales, on en a présenté au tribunal une véritable caricature. On a fait dire à Hahnemann que cette action était immatérielle. Pourquoi pas *spirituelle*, comme je l'ai vu imprimé, je ne sais plus dans quelle traduction? Hahnemann n'a nulle part écrit un mot, un seul mot, qui puisse justifier cette interprétation forcée et d'un comique de mauvais goût. Hahnemann, partout, dans le paragraphe 15 de l'*Organon*, comme dans toutes les circonstances où il y revient, distingue les effets physiologiques des médicaments de leurs effets mécaniques, physiques, chimiques, en un mot matériels. Tous les effets qui ne sont pas mécaniques, physiques ou chimiques, qui sont physiologiques, pathogénétiques ou curatifs, il les appelle purs, non matériels, immatériels ou dynamiques. Cette distinction est on ne peut plus importante. Elle est acceptée par tous, par les allopathes comme par les homœopathes. Et vraiment il fallait, à ce propos, avoir bien besoin de torturer un sens partout aussi évident, pour imputer ainsi à Hahnemann et à ses disciples une erreur que n'excuserait pas même une faute d'impression ou la distraction d'un traducteur!

Ce qui reste de tout ceci, c'est que Hahnemann proscrit toute explication, toute interprétation, toute hypothèse extra-expérimentale. Et c'est en se fondant sur ce principe que les disciples de Hahnemann, MM. Pétroz, Gastier, Tessier, Léon Simon, Chargé, etc., en France; Hartmann, Hering, Hartmann et Trinks, Grieslich, Rau, en Allemagne, ont pu ne pas accepter toutes les vues théoriques, toutes les conséquences systématiques que Hahnemann a déduites de l'homœopathie, en dehors du domaine purement expérimental. Nul d'entre eux n'est disposé à s'incliner sous la parole du maître sans examen préalable et sans démonstration rigoureuse. Ils n'ont pas oublié ce jugement porté par Boerhaave sur un de ses plus illustres devanciers: *Sapientior nemo, ubi sapit, dementior nullus ubi errat.*

En faisant donc la part des illusions auxquelles Hahnemann a pu céder, comme tous les grands hommes, comme Descartes et Bacon eux-mêmes, comme Leibnitz et Buffon, les homœopathes de nos jours ne font que suivre la grande voie ouverte par ces grands hommes et redresser leurs erreurs à l'aide même de leurs préceptes. Et si, tout en protestant contre la doctrine de *l'insufficiscentisme,* ils se servent eux-mêmes d'un grand nombre de moyens dont l'utilité a été expérimentale-

ment reconnue, c'est qu'ils ne voient pas de contradiction entre l'action de ces moyens et la loi homœopathique, pas plus qu'il n'y a de contradiction entre les
lois de la chute des graves et l'ascension des aérostats
ou la course des navires sur l'Océan. L'œuvre de la
science est de faire rentrer tous les faits similaires
sous les lois immuables qui les régissent, en dévoilant
les circonstances et les conditions qui modifient ces
faits et leur impriment, à première vue, un caractère
contradictoire.

C'est ainsi qu'aux yeux des homœopathes les moyens
mécaniques opposés par la chirurgie aux lésions mécaniques, les moyens physiques ou chimiques opposés par
la médecine aux lésions physiques ou chimiques, sont
soumis à la même loi que les modificateurs physiologiques opposés aux troubles physiologiques.

M. Pidoux, dans son Introduction, p. 88, dit : « Si
l'on veut obtenir leurs effets spéciaux, il faut générale-
ment administrer les médicaments à petites doses, car
alors leurs effets communs sont très-peu sensibles.
Veut-on, au contraire, agir davantage par leurs effets
communs que par leurs effets spéciaux, il convient de
les donner à doses beaucoup plus fortes. Ce principe
est capital en thérapeutique. »

Aucun de vos clients n'eût mieux dit ; car les effets
communs des médicaments sont presque toujours des
effets physiques et chimiques, et, en tous cas, des effets primitifs. Or, dans certaines circonstances, les cas
d'empoisonnement, par exemple, d'asphyxie par sub-
mersion, par inhalation, par strangulation, par engor-
gement considérable du poumon ; dans certains cas

d'hémorrhagies, de constipation opiniâtre, notamment lorsqu'elle est due à un obstacle physique ; dans les cas de prostration complète de l'organisme, d'anéantissement en quelque sorte de la force vitale, des fonctions d'absorption en particulier, comme dans la fièvre pernicieuse, le choléra ; dans toutes ces circonstances, signalées pour la plupart par Hahnemann (p. 152 et 153 de l'*Organon*), aucun homœopathe éclairé n'hésiterait à employer les moyens physiques ou chimiques indiqués, les contre-poisons, la saignée elle-même, les vomitifs, les purgatifs, le sulfate de quinine à haute dose. (Voir *Commentaires* de M. Simon, page 553 et suivantes.) L'emploi de ces moyens n'est nullement en contradiction avec les lois homœopathiques. Il s'agit d'obtenir un effet physique ou chimique, un effet primitif ; c'est un agent physique ou chimique que l'on emploie, c'est un médicament que l'on administre à une dose suffisante pour produire ses effets primitifs, réclamés impérieusement et immédiatement par les circonstances.

La différence entre M. Pidoux et les homœopathes consiste en ceci, que M. Pidoux et les allopathes considèrent ces circonstances comme les plus nombreuses ; tandis que les médecins homœopathes les regardent comme les plus rares ; que les premiers ne voient pas le rapport de similitude qui existe entre les effets du moyen employé sur l'homme sain et ses effets sur l'homme malade, et ne distinguent point les effets physiques, chimiques, primitifs, des effets secondaires consécutifs, des modifications physiologiques ; tandis que les derniers saisissent ce rapport et le mettent en évidence par cette distinction, comme par celle des doses employées.

Et, à supposer que les moyens reconnus expérimentalement utiles ne rentrassent pas directement et d'une manière aussi évidente sous la loi des semblables et sous la loi de l'administration des doses, les homœopathes accepteraient encore ces résultats de la saignée, des évacuants, des eaux minérales, de l'hydrothérapie, de l'électricité, en attendant qu'ils pussent les faire concorder avec ces lois; absolument comme les physiciens et les chimistes acceptent les faits *inexplicables*, les actions de présence, et attendent patiemment que de nouvelles découvertes permettent de classer ces faits *non expliqués*, ces *actions mystérieuses*, en les mettant en rapport avec d'autres phénomènes et en en fournissant la raison.

Parmi ceux qui ont accepté l'homœopathie comme une grande réforme, les uns nient son universalité, les autres l'affirment. Aux yeux de vos clients, les premiers ressemblent à ceux qui, ne voyant aucun rapport entre les lois de la gravitation et les lois qui régissent les corps selon les milieux où ils se trouvent, repousseraient les grandes découvertes de Newton au nom du principe d'Archimède. Les seconds, au contraire, sont convaincus que les médicaments administrés à petites doses, à doses infinitésimales même, dans des limites que personne, selon Hufeland, n'a encore pu préciser, suffisent dans l'immense majorité des cas où il s'agit de provoquer dans l'organisme de simples modifications physiologiques, notamment au début des maladies aiguës et dans un grand nombre de maladies chroniques.

Ils sont persuadés que les médicaments ainsi administrés réduisent à un petit nombre d'exceptions les circonstances dans lesquelles de plus hautes doses sont nécessaires. Mais pour tout autant ils ne nient pas ces
circonstances et ne se privent pas, lorsqu'elles se présentent, des ressources précieuses fournies par la tra-
dition et par l'expérience. Ils ne voient dans les résultats qu'ils obtiennent à l'aide de ces ressources que la
confirmation des grandes lois de la nature, ou les éléments de lois nouvelles et qui régissent des phénomènes d'un ordre différent. Bien loin de couvrir leur pratique d'u masque honteux de l'hypocrisie, et de mentir,
à la dérobée, aux principes qu'ils professent, ils proclament hautement la concordance de ces principes, des
lois fondamentales de leur doctrine, avec ces faits qui
ne présentent de contradiction que pour les esprits su-
perficiels ou prévenus. Tous leurs travaux sont là pour
l'attester. Ici, c'est M. Petroz qui déclare que le traite-
ment de la syphilis, de certaines affections cutanées,
réclame impérieusement et exclusivement l'administration de doses minimes, il est vrai, mais non infinitésimales, des diverses préparations indiquées (1). Là,
c'est M. Espanet qui emploie contre les fièvres intermit-
tentes le quinquina, le cédron, l'ipécacuanha, le cap-
sicum jamaïcum, l'arsenic à doses fractionnées, mais
non infinitésimales. (*Études élémentaires d'homœopathie,* p. 251 et suiv.) Ailleurs, c'est M. Léon Simon père
qui administre avec succès, contre une fièvre intermit-
tente pernicieuse, vingt centigrammes de sulfate de qui-

(1) *Journal de la Société gallicane de médecine homœopathique,* 1ᵉʳ février
1858.

nine dans les vingt-quatre heures; qui, dans un danger imminent de congestion cérébrale, chez une dame au huitième mois de sa grossesse, pratique une saignée et sauve la malade. « Aujourd'hui, dit-il dans son *Commentaire* sur l'*Organon*, page 556, après trente-trois ans de pratique médicale et vingt-deux ans de pratique homœopathique, je saignerais encore en un cas semblable. » Les hommes qui proclament ainsi hautement leurs opinions dans les recueils périodiques, dans les ouvrages classiques, méritent-ils les accusations d'hypocrisie dont on les poursuit jusqu'à la barre du tribunal.

Certes, les savants qui se respectent ont, à l'égard de leurs adversaires, d'autres procédés. MM. Bayle et Thillaye, deux illustrations de l'école de Paris, donnent, dans leur *Biographie médicale*, une notice sur Hahnemann, bien différente du portrait que vous en a fait l'avocat de la partie adverse. « Son père, disent-ils, résista longtemps avant de lui permettre de se livrer à l'étude vers laquelle il se sentait entraîné par un penchant irrésistible. Livré à ses propres ressources, Hahnemann se rendit en 1775 à Leipsick, où, pour se soutenir, il fut obligé d'enseigner le français et l'allemand à un jeune Grec de Jassy, et d'entreprendre diverses traductions d'ouvrages anglais. Après deux ans de séjour dans cette ville, il alla suivre la pratique de Quarin à Vienne, et, au bout de quelque temps, obtint la place de médecin du gouverneur de la Transylvanie, qu'il accompagna à Hermanstadt... On a de ce laborieux médecin un grand nombre d'ouvrages, dont les suivants sont parvenus à notre connaissance. » Et

MM. Bayle et Thillaye, dans leur énumération, citent :
*L'Essai sur les propriétés positives des médicaments, ob-
servées sur l'homme sain*, *l'Organon*, la *Matière médicale pure*, etc. Leur énumération ne comprend pas
moins de deux colonnes in-8°.

Or ce médecin laborieux, ce travailleur infatigable,
selon MM. Bayle et Thillaye, c'est un rêveur, c'est un il-
luminé, c'est un charlatan, selon les défendeurs. Il faut
avouer que c'est là du moins un singulier charlatanisme!
La science, l'érudition, le travail le plus opiniâtre, le
désintéressement le plus absolu ! Il faut avoir plus que
de l'audace pour travestir ainsi devant un tribunal français le talent et la vertu en une odieuse spéculation.

Vers le même temps que MM. Bayle et Thillaye, Broussais, adversaire comme eux de l'homœopathie, s'exprimait ainsi sur le compte de cette doctrine et de Hahnemann :

« Un médecin d'Allemagne s'est senti fatigué et re-
buté par les systèmes : cela n'étonnera personne. En
conséquence, il a pris le parti, non pas d'y renoncer
pour se jeter dans l'empirisme et l'éclectisme arbi-
traires, comme le pratiquent ceux *dont l'étude rend le
cerveau douloureux*, mais plutôt de fonder un système
qui pût le justifier d'avoir négligé tous les autres... Je
conviendrai sans répugnance que la méthode de Hahnemann est supérieure à beaucoup d'autres ; mais il est
clair aussi qu'elle ne saurait jamais devenir la règle de
tous les praticiens... On lui reconnaît pourtant une utilité : celle de porter aux essais des médicaments actifs sur
l'homme en santé, et, par conséquent, d'avancer le dia-
gnostic des empoisonnements. Cela peut être, nous ne

lui disputons point cet avantage ; quels que soient les motifs qui les poussent, il est avantageux pour la science qu'il y ait des hommes disposés à se soumettre à ces sortes d'expériences, et l'on devra louer Hahnemann d'en avoir donné lui-même l'exemple, si sa santé n'en souffre point assez pour qu'il soit enlevé prématurément à la science... M. Hahnemann a-t-il cru de bonne foi qu'il ajouterait au travail de la nature par des doses d'une si prodigieuse exiguïté ? ou bien s'est-il servi de ce prétexte dans le double objet de ne pas participer aux fautes désastreuses des polypharmaques de son temps et de se donner du relief par l'appareil d'un nouveau système ? Une telle ruse serait plus que justifiée par ces motifs. Au surplus, soit qu'il y ait ou qu'il n'y ait pas conviction de la part du docteur Hahnemann, l'humanité lui devra de la reconnaissance toutes les fois que son système fera quelques conquêtes sur ceux qu sont étrangers à la seule doctrine que la raison puisse approuver. »

Broussais est mort à cinquante-six ans, le 17 novembre 1838. Il avait vu Hahnemann arriver à Paris, en 1835, dans sa soixante-dix-neuvième année, capable encore, dans sa verte vieillesse, de suffire à des travaux considérables et à une vaste clientèle. L'homœopathie, mise par Broussais au-dessus de tous les systèmes, au-dessus de l'empirisme, au-dessus de l'éclectisme, mais bien au-dessous de sa propre doctrine, s'était étendue. Elle avait fait des prosélytes parmi les anciens amis de Broussais et jusque parmi ses disciples. Qu'y a-t-il d'étonnant que ce grand médecin, éclairé par une expérience plus riche de dix années, par la déser-

tion de ses anciens admirateurs, par l'ingratitude de
ses partisans, par les conséquences de sa pratique
mieux envisagées à distance, par le vide enfin que lais-
saient autour de lui et dans son esprit ses hypothèses
sur la nature de la maladie et sur le remède à lui opposer, qu'y a-t-il d'étonnant que Broussais, le contem-
porain de M. Pétroz, l'ancien maître de M. Simon, ait
regretté son opposition à une doctrine qu'il n'avait ni
approfondie ni expérimentée. Ah! du moins, à ce moment solennel, il n'avait pas à ajouter à ce noble re-
tour sur le passé le désaveu plus triste encore que
pénible d'une expression blessante, encore moins inju-
rieuse, à l'égard d'adversaires qu'il n'avait cessé
d'estimer et auxquels il pouvait, sans fausse honte,
rendre entière justice.

Hahnemann a survécu cinq ans à ce témoignage de
l'heure suprême. Et si ses disciples le revendiquent
aujourd'hui avec un certain orgueil, c'est que Broussais
n'a jamais rien retranché de ses critiques contre l'empirisme et l'éclectisme arbitraire, au nom desquels on
attaque aujourd'hui l'homœopathie par les moyens qui
sont déférés à l'appréciation du tribunal.

Est-il besoin d'ajouter qu'aujourd'hui encore chaque
chef d'école, comme M. Bouillaud, préfère la médecine
expectante aux méthodes de ses rivaux, de telle sorte
que la méthode homœopathique, alors même qu'elle ne
serait que la méthode expectante déguisée, serait incon-
testablement reconnue par le plus grand nombre comme
de beaucoup supérieure à toutes les autres. Peut-être
est-ce à cette singulière majorité d'estime qu'il faut
attribuer l'unanimité des attaques dont elle est l'objet.

Certes, j'étais loin de penser, mon cher monsieur, que je dusse jamais vous entretenir de pareilles questions. Mais nos adversaires l'ont voulu. Ils ont transporté le débat sur le terrain des doctrines. Une note soi-disant scientifique a été distribuée à MM. les juges par M. Gallard. Cette note a été signée par M. Richelot, et, qui le croirait? par M. Amédée Latour! par M. Amédée Latour qui, à propos d'une mort subite provoquée par le chloroforme et de la lourde responsabilité encourue par le médecin, s'exprimait ainsi : « La règle! dit-il, où est la règle en médecine et même en médecine opératoire?... Qui sera juge de cette règle? Les magistrats? Ils sont INCOMPÉTENTS. Les médecins? Sur à peu près tous les points ils sont DIVISÉS D'OPINION ET DE PRATIQUE... Prendre la règle pour mesure de la responsabilité, comme le veut M. Davergie, c'est s'exposer à faire discuter et contester cette règle par les tribunaux qui n'ont pas les LUMIÈRES NÉCESSAIRES pour cela. D'ailleurs la règle d'aujourd'hui sera demain l'exception, et *vice versâ*. Les chirurgiens qui combattaient les hémorrhagies artérielles par le fer rouge suivaient la règle de leur temps... Le progrès dans notre art n'est précisément que le RENVERSEMENT DES RÈGLES REÇUES. La règle est une question d'intelligence, d'instruction, de pays, d'école. Les magistrats ont trop de lumières et de prudence pour S'IMMISCER JAMAIS DANS L'APPRÉCIATION D'UNE QUESTION DE RÈGLE MÉDICALE. Ce n'est pas à nous médecins à leur ouvrir cette porte dangereuse. » (*Union médicale* du 28 juillet 1857.)

Je m'arrête. Après une telle déclaration, en présence d'une inconséquence aussi flagrante, d'une contradiction aussi manifeste, que pourrais-je ajouter?

Je laisse à votre éloquence, si sympathique et si entraînante, la tâche trop facile d'éclairer le tribunal et de lui démontrer que si, par impossible, son jugement était favorable au gérant et au rédacteur de l'*Union médicale;* si, dès lors, son diplôme n'assurait plus au docteur la liberté de ses convictions, l'indépendance de sa pratique, la dignité de sa profession, on verrait, demain, nos adversaires donner au monde le spectacle d'une mêlée sans nom, où spiritualistes et matérialistes, vitalistes et organicistes, humoristes et solidistes, rationalistes et empiriques, se renverraient les épithètes dirigées contre nous par M. Gallard, et transformeraient le terrain de la discussion scientifique en une arène tumultueuse où, à défaut de meilleures raisons, et le vocabulaire des injures étant épuisé, le pugilat deviendrait le dernier argument.

Recevez, etc.

Dr A. CRETIN.

PARIS. — IMP. SIMON RAÇON ET COMP., 1, RUE D'ERFURTH.